FIT OHNE GERÄTE

Das Tagebuch zur

90-Tage-Challenge

FIT OHNE GERÄTE

Das Tagebuch zur 90-Tage-Challenge

riva

Bibliografische Information der Deutschen Nationalbibliothek
Die Deutsche Nationalbibliothek verzeichnet diese Publikation in der Deutschen Nationalbibliografie. Detaillierte bibliografische Daten sind im Internet über https://dnb.de abrufbar.

Für Fragen und Anregungen
info@m-vg.de

Originalausgabe
9. Auflage 2025

Türkenstraße 89
80799 München
Tel.: 089 651285-0

Umschlaggestaltung: Pamela Machleidt
Layout: Melanie Melzer
Umschlagabbildung rechts: Nils Schwarz, links: Shutterstock
Satz: Daniel Förster
Druck: GGP Media GmbH, Pößneck
Printed in Germany

ISBN Print 978-3-86883-654-7

Wir produzieren nachhaltig
www.m-vg.de

Weitere Informationen zum Verlag finden Sie unter
www.rivaverlag.de
Beachten Sie auch unsere weiteren Verlage unter www.m-vg.de

Einführung

Du hast dich entschlossen, bei der *Fit ohne Geräte* 90-Tage-Challenge mitzumachen? Das ist fantastisch!

In den kommenden drei Monaten wirst du nicht nur täglich an deinem Körper arbeiten, sondern auch an deinem Geist. Du wirst rundum fit werden, besser essen und besser schlafen und dich so stark fühlen wie vielleicht nie zuvor. Gleichzeitig arbeitest du an deinem Willen, deiner Zielstrebigkeit und deinem Durchhaltevermögen – alles Eigenschaften, die dich auch in deinem Berufs- und Alltagsleben weiterbringen. Und genau das ist unser Ziel: dich für das Leben stark und fit zu machen.

Die Veränderung der Challenge wird sich an deinem Körper, in deinem Wohlbefinden und nicht zuletzt auch in deiner Lebenseinstellung und deiner Ausstrahlung bemerkbar machen.

Dieses Tagebuch begleitet dich während der 90-Tage-Challenge und gibt dir die Möglichkeit, deine Trainingsresultate und dein tägliches Befinden ohne großen Aufwand schriftlich festzuhalten.

Nach dem erfolgreichen Abschluss ermöglicht es dir einen spannenden Rückblick auf die Challenge.

So benutzt du das Tagebuch

Vor dem Beginn der Challenge führst du die Check-ups aus dem Buch durch und trägst deine Ergebnisse in das Heft ein. Vergleiche Sie nach dem erfolgreichen Abschluss der Challenge mit deinen Ergebnissen beim Abschluss-Check.

Die Leiste am oberen Rand des Tagebuches zeigt wie die Leiste im Buch an, wie weit du bei der Challenge schon gekommen bist.

Für jede Tagesaufgabe gibt es ein Kästchen, das nach der Erledigung der Aufgabe abgehakt wird. Dein Ziel sollte es sein, alle Tagesaufgaben zu erfüllen.

Bei manchen Workouts musst du deine Zeit notieren, bei anderen die Zahl der Runden oder Wiederholungen, die du geschafft hast. Die genauen Anforderungen findest du im Buch. Das Tagebuch ist genau daran angepasst.

Die freien Linien im unteren Teil der Seiten kannst du nutzen, um Notizen zu machen: Wie geht es dir an diesem speziellen Tag der Challenge? War das Workout hart? Hast du Muskelkater? Hast du gut geschlafen? Merkst du, wie du Fortschritte machst? Es wird interessant, lehrreich und vielleicht sogar amüsant sein, deine Notizen noch einmal durchzulesen, nachdem du die Challenge geschafft hast.

Und nun viel Erfolg!

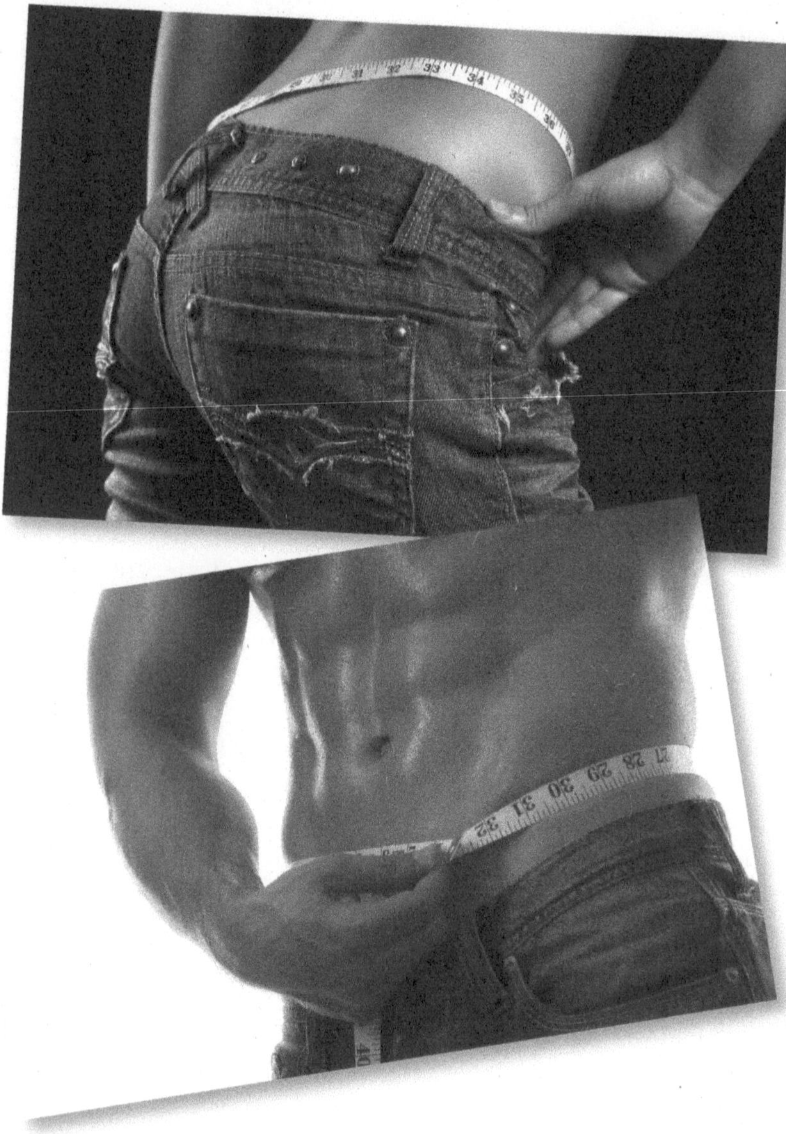

Fitness-Check-up vor dem Beginn der Challenge

☐ Vorher-Foto gemacht

Mein Gewicht: ____________ kg

Mein Brustumfang: _________ cm

Mein Taillenumfang: ________ cm

Männer

So viele Liegestütze am Stück habe ich geschafft:

____

So viele Kniebeugen am Stück habe ich geschafft:

____

So viele Klimmzüge am Stück habe ich geschafft:

____

Frauen

So viele Kniebeugen am Stück habe ich geschafft:

____

So lange konnte ich den Unterarmstütz halten:

____

Lifestyle-Check-up

Wie empfindest du dein Energielevel im Alltag? Fühlst du dich in Beruf und Freizeit belastbar? Ist deine Grundstimmung eher positiv oder negativ?

Schläfst du gut und wachst du am Morgen mit dem Gefühl auf, wieder frisch für neue Aufgaben zu sein? Oder würdest du am liebsten im Bett liegen bleiben?

Welche Nahrungsmittel verlangt dein Körper instinktiv? Isst du mehrmals pro Woche Fast Food oder Fertiggerichte?

Fühlst du dich anderen Menschen gegenüber selbstbewusst und stark – oder bist du eher unsicher und zurückhaltend?

Zauderst du lange, wenn es darum geht, Entscheidungen zu treffen? Schiebst du unangenehme Dinge meist auf?

Plagen dich die klassischen Bürojob-Rückenschmerzen vom vielen Sitzen?

Ist deine natürliche Körperhaltung gerade und aufrecht oder krumm und gebückt?

Kannst du auch kleine Muskeln und Muskelgruppen bewusst und gezielt ansprechen?

Bewegst du dich gerne und regelmäßig – oder bleibst du doch öfter zu Hause hängen?

TAG 1

Datum: ___________

Dein gefühltes Fitnesslevel heute

☐ 1 ☐ 2 ☐ 3 ☐ 4 ☐ 5 ☐ 6 ☐ 7 ☐ 8 ☐ 9 ☐ 10

Workout: EVAL

☐ **Warm-up**

Workout: Notiere dir die Anzahl der Wiederholungen nach jedem Satz:

1. Bodyrocks

Satz 1 ___________
Satz 2 ___________
Satz 3 ___________
Satz 4 ___________

2. Zugübung

Satz 1 ___________
Satz 2 ___________
Satz 3 ___________
Satz 4 ___________

3. Lunges

Satz 1 ___________
Satz 2 ___________
Satz 3 ___________
Satz 4 ___________

4. Dreipunkt-Liegestütze (Männer)/ Dreipunkt-Beinscheren (Frauen)

Satz 1 ___________
Satz 2 ___________
Satz 3 ___________
Satz 4 ___________

☐ **Cool-down**

Tagesaufgaben erledigt?

☐ **Workout** ☐ **Mein Tipp**

____

____

____

TAG 2

Datum: ___________

Dein gefühltes Fitnesslevel heute

☐ 1 ☐ 2 ☐ 3 ☐ 4 ☐ 5 ☐ 6 ☐ 7 ☐ 8 ☐ 9 ☐ 10

OPTIMIERE DEINE ERNÄHRUNG

Tagesaufgaben erledigt?

☐ **Aufgabe** ☐ **Bonusaufgabe**

TAG 3

Datum: ___________

Dein gefühltes Fitnesslevel heute

☐ ☐ ☐ ☐ ☐ ☐ ☐ ☐ ☐ ☐
1 2 3 4 5 6 7 8 9 10

Workout: OPUS

☐ **Warm-up**

Workout: Notiere dir die Anzahl der Wiederholungen in der letzten Runde:

1. Skorpion-Kicks

____

2. Squats

____

3. Dreipunkt-Liegestütze (Männer)/ Dreipunkt-Beinscheren (Frauen)

____

4. Fallschirmspringer

____

☐ **Cool-down**

Tagesaufgaben erledigt?

☐ **Workout** ☐ **Mein Tipp**

TAG 4

Datum: ___________

Dein gefühltes Fitnesslevel heute

☐ 1 ☐ 2 ☐ 3 ☐ 4 ☐ 5 ☐ 6 ☐ 7 ☐ 8 ☐ 9 ☐ 10

GEH CLEVER EINKAUFEN

Tagesaufgaben erledigt?

☐ **Aufgabe** ☐ **Bonusaufgabe**

TAG 5

Datum: ____________

Dein gefühltes Fitnesslevel heute

☐ 1 ☐ 2 ☐ 3 ☐ 4 ☐ 5 ☐ 6 ☐ 7 ☐ 8 ☐ 9 ☐ 10

Workout: RUCKUS

☐ **Warm-up**

Workout: Notiere dir die Anzahl der vollständig absolvierten Runden ____________

☐ **Cool-down**

Tagesaufgaben erledigt?

☐ **Workout** ☐ **Mein Tipp**

____

____

____

____

____

____

____

____

____

____

____

____

____

TAG 6

Datum: __________

Dein gefühltes Fitnesslevel heute

☐ 1 ☐ 2 ☐ 3 ☐ 4 ☐ 5 ☐ 6 ☐ 7 ☐ 8 ☐ 9 ☐ 10

MACHE EINEN VORRATSCHECK – DARAUF FOLGT DIE ENTRÜMPELUNG

Tagesaufgaben erledigt?

☐ **Aufgabe** ☐ **Mein Tipp**

TAG 7

Datum: ___________

Dein gefühltes Fitnesslevel heute

☐ 1 ☐ 2 ☐ 3 ☐ 4 ☐ 5 ☐ 6 ☐ 7 ☐ 8 ☐ 9 ☐ 10

REGENERATION – SAUNA, DAMPFBAD & CO.

Tagesaufgaben erledigt?

☐ Aufgabe ☐ Mobility-Workout

TAG 8

Datum: __________

Dein gefühltes Fitnesslevel heute

☐ 1 ☐ 2 ☐ 3 ☐ 4 ☐ 5 ☐ 6 ☐ 7 ☐ 8 ☐ 9 ☐ 10

Workout: EVAL

☐ **Warm-up**

Workout: Notiere dir die Anzahl der Wiederholungen nach jedem Satz:

1. Bodyrocks

Satz 1 __________
Satz 2 __________
Satz 3 __________
Satz 4 __________
Satz 5 (Level II) __________

2. Zugübung

Satz 1 __________
Satz 2 __________
Satz 3 __________
Satz 4 __________
Satz 5 (Level II) __________

3. Lunges

Satz 1 __________
Satz 2 __________
Satz 3 __________
Satz 4 __________
Satz 5 (Level II) __________

4. Dreipunkt-Liegestütze (Männer)/ Dreipunkt-Beinscheren (Frauen)

Satz 1 __________
Satz 2 __________
Satz 3 __________
Satz 4 __________
Satz 5 (Level II) __________

☐ **Cool-down**

Tagesaufgaben erledigt?

☐ **Mein Tipp** ☐ **Workout**

____

____

TAG 9

Datum: __________

Dein gefühltes Fitnesslevel heute

☐ 1 ☐ 2 ☐ 3 ☐ 4 ☐ 5 ☐ 6 ☐ 7 ☐ 8 ☐ 9 ☐ 10

ÜBERDENKE DEIN TRINKVERHALTEN!

Tagesaufgaben erledigt?

☐ **Aufgabe** ☐ **Bonusaufgabe** ☐ **Mein Tipp**

TAG 10

Datum: ___________

Dein gefühltes Fitnesslevel heute

☐ 1 ☐ 2 ☐ 3 ☐ 4 ☐ 5 ☐ 6 ☐ 7 ☐ 8 ☐ 9 ☐ 10

Workout: TYRANT

☐ **Warm-up**

Notiere dir die benötigte Gesamtzeit für dein Workout ___________________

☐ **Cool-down**

Tagesaufgaben erledigt?

☐ **Workout** ☐ **Mein Tipp**

TAG 11

Datum: ___________

Dein gefühltes Fitnesslevel heute

☐ 1 ☐ 2 ☐ 3 ☐ 4 ☐ 5 ☐ 6 ☐ 7 ☐ 8 ☐ 9 ☐ 10

TRINK DEINEN KAFFEE SCHWARZ!

Tagesaufgaben erledigt?

☐ **Aufgabe** ☐ **Mein Tipp**

TAG 12

Datum: ___________

Dein gefühltes Fitnesslevel heute

☐ ☐ ☐ ☐ ☐ ☐ ☐ ☐ ☐ ☐
1 2 3 4 5 6 7 8 9 10

Workout: HAMMER

☐ **Warm-up**

Workout: Notiere dir die Anzahl der Wiederholungen im letzten Satz:

1. Skorpion-Kicks

____

2. Kreuzheben

____

3. Fallschirmspringer

____

4. Lunges mit Seitbeugung

____

☐ **Cool-down**

Tagesaufgaben erledigt?

☐ **Workout** ☐ **Mein Tipp**

____

____

____

____

____

____

____

____

TAG 13

Datum: ___________

Dein gefühltes Fitnesslevel heute

☐ 1 ☐ 2 ☐ 3 ☐ 4 ☐ 5 ☐ 6 ☐ 7 ☐ 8 ☐ 9 ☐ 10

BRING GESCHMACK IN DEIN GETRÄNK!

Tagesaufgaben erledigt?

☐ **Aufgabe** ☐ **Bonusaufgabe**

TAG 14

Datum: ___________

Dein gefühltes Fitnesslevel heute

☐ 1 ☐ 2 ☐ 3 ☐ 4 ☐ 5 ☐ 6 ☐ 7 ☐ 8 ☐ 9 ☐ 10

GEH 30 MINUTEN SPAZIEREN – OHNE HANDY!

Tagesaufgaben erledigt?

☐ Aufgabe ☐ Mobility-Workout ☐ Mein Tipp

TAG 15

Datum: ___________

Dein gefühltes Fitnesslevel heute

☐ ☐ ☐ ☐ ☐ ☐ ☐ ☐ ☐ ☐
1 2 3 4 5 6 7 8 9 10

Workout: EVAL

☐ **Warm-up**

Workout: Notiere dir die Anzahl der Wiederholungen nach jedem Satz:

1. Bodyrocks

Satz 1 ___________
Satz 2 ___________
Satz 3 ___________
Satz 4 ___________
Satz 5 (Level II) ___________
Satz 6 (Level III) ___________

2. Zugübung

Satz 1 ___________
Satz 2 ___________
Satz 3 ___________
Satz 4 ___________
Satz 5 (Level II) ___________
Satz 6 (Level III) ___________

3. Lunges

Satz 1 ___________
Satz 2 ___________
Satz 3 ___________
Satz 4 ___________
Satz 5 (Level II) ___________
Satz 6 (Level III) ___________

4. Dreipunkt-Liegestütze (Männer)/ Dreipunkt-Beinscheren (Frauen)

Satz 1 ___________
Satz 2 ___________
Satz 3 ___________
Satz 4 ___________
Satz 5 (Level II) ___________
Satz 6 (Level III) ___________

☐ **Cool-down**

Tagesaufgaben erledigt?

☐ **Workout** ☐ **Mein Tipp**

TAG 16

Datum: ___________

Dein gefühltes Fitnesslevel heute

☐ 1 ☐ 2 ☐ 3 ☐ 4 ☐ 5 ☐ 6 ☐ 7 ☐ 8 ☐ 9 ☐ 10

WERDE DIR KLAR ÜBER DEIN ZIEL!

Tagesaufgaben erledigt?

☐ **Aufgabe** ☐ **Bonusaufgabe**

TAG 17

Datum: ___________

Dein gefühltes Fitnesslevel heute

☐ 1 ☐ 2 ☐ 3 ☐ 4 ☐ 5 ☐ 6 ☐ 7 ☐ 8 ☐ 9 ☐ 10

Workout: OPUS

☐ **Warm-up**

Workout: Notiere dir die Anzahl der Wiederholungen in der letzten Runde:

1. Skorpion-Kicks

____

2. Squats

____

3. Dreipunkt-Liegestütze (Männer)/ Dreipunkt-Beinscheren (Frauen)

____

4. Fallschirmspringer

____

☐ **Cool-down**

Tagesaufgaben erledigt?

☐ **Workout** ☐ **Mein Tipp**

TAG 18

Datum: ___________

Dein gefühltes Fitnesslevel heute

☐ 1 ☐ 2 ☐ 3 ☐ 4 ☐ 5 ☐ 6 ☐ 7 ☐ 8 ☐ 9 ☐ 10

ERHÖHE DEIN AKTIVITÄTSLEVEL

Tagesaufgaben erledigt?

☐ **Aufgabe** ☐ **Bonusaufgabe** ☐ **Mein Tipp**

TAG 19

Datum: __________

Dein gefühltes Fitnesslevel heute

☐ 1 ☐ 2 ☐ 3 ☐ 4 ☐ 5 ☐ 6 ☐ 7 ☐ 8 ☐ 9 ☐ 10

Workout: RUCKUS

☐ **Warm-up**

Anzahl der vollständig absolvierten Runden __________

☐ **Cool-down**

Tagesaufgaben erledigt?

☐ **Workout** ☐ **Mein Tipp**

TAG 20

Datum: ___________

Dein gefühltes Fitnesslevel heute

☐ 1 ☐ 2 ☐ 3 ☐ 4 ☐ 5 ☐ 6 ☐ 7 ☐ 8 ☐ 9 ☐ 10

ELIMINIERE DEINE AUSREDEN

Tagesaufgaben erledigt?

☐ **Aufgabe** ☐ **Bonusaufgabe**

TAG 21

Datum: __________

Dein gefühltes Fitnesslevel heute

☐ 1 ☐ 2 ☐ 3 ☐ 4 ☐ 5 ☐ 6 ☐ 7 ☐ 8 ☐ 9 ☐ 10

MACH ZU HAUSE HEISS-KALTE WECHSELDUSCHEN

Tagesaufgaben erledigt?

☐ **Aufgabe** ☐ **Mobility-Workout**

TAG 22

Datum: ___________

Dein gefühltes Fitnesslevel heute

☐ ☐ ☐ ☐ ☐ ☐ ☐ ☐ ☐ ☐
1 2 3 4 5 6 7 8 9 10

Workout: EVAL

☐ **Warm-up**

Workout: Notiere dir die Anzahl der Wiederholungen nach jedem Satz:

1. Bodyrocks

Satz 1 ___________
Satz 2 ___________
Satz 3 ___________
Satz 4 ___________
Satz 5 (Level II) ___________
Satz 6 (Level III) ___________

2. Zugübung

Satz 1 ___________
Satz 2 ___________
Satz 3 ___________
Satz 4 ___________
Satz 5 (Level II) ___________
Satz 6 (Level III) ___________

3. Lunges

Satz 1 ___________
Satz 2 ___________
Satz 3 ___________
Satz 4 ___________
Satz 5 (Level II) ___________
Satz 6 (Level III) ___________

4. Dreipunkt-Liegestütze (Männer)/ Dreipunkt-Beinscheren (Frauen)

Satz 1 ___________
Satz 2 ___________
Satz 3 ___________
Satz 4 ___________
Satz 5 (Level II) ___________
Satz 6 (Level III) ___________

☐ **Cool-down**

Tagesaufgaben erledigt?

☐ **Workout** ☐ **Mein Tipp**

TAG 23

Datum: ___________

Dein gefühltes Fitnesslevel heute

☐ 1 ☐ 2 ☐ 3 ☐ 4 ☐ 5 ☐ 6 ☐ 7 ☐ 8 ☐ 9 ☐ 10

SORGE FÜR GENÜGEND SCHLAF

Tagesaufgaben erledigt?

☐ **Aufgabe** ☐ **Bonusaufgabe** ☐ **Mein Tipp**

TAG 24

Datum: ____________

Dein gefühltes Fitnesslevel heute

☐ ☐ ☐ ☐ ☐ ☐ ☐ ☐ ☐ ☐
1 2 3 4 5 6 7 8 9 10

Workout: TYRANT

☐ **Warm-up**

Notiere dir die benötigte Gesamtzeit für dein Workout ____________________

☐ **Cool-down**

Tagesaufgaben erledigt?

☐ **Workout** ☐ **Mein Tipp**

____

____

____

____

____

____

____

____

____

____

____

____

____

TAG 25

Datum: __________

Dein gefühltes Fitnesslevel heute

☐ 1 ☐ 2 ☐ 3 ☐ 4 ☐ 5 ☐ 6 ☐ 7 ☐ 8 ☐ 9 ☐ 10

SCHLAF MINDESTENS SIEBEN STUNDEN

Tagesaufgaben erledigt?

☐ **Aufgabe** ☐ **Mein Tipp**

TAG 26

Datum: __________

Dein gefühltes Fitnesslevel heute

☐ ☐ ☐ ☐ ☐ ☐ ☐ ☐ ☐ ☐
1 2 3 4 5 6 7 8 9 10

Workout: HAMMER

☐ **Warm-up**

Workout: Notiere dir die Anzahl der Wiederholungen im letzten Satz:

1. Skorpion-Kicks

____

2. Kreuzheben

____

3. Fallschirmspringer

____

4. Lunges mit Seitbeugung

____

☐ **Cool-down**

Tagesaufgaben erledigt?

☐ **Workout** ☐ **Mein Tipp**

____

____

____

____

____

____

____

____

TAG 27

Datum: ___________

Dein gefühltes Fitnesslevel heute

☐ 1 ☐ 2 ☐ 3 ☐ 4 ☐ 5 ☐ 6 ☐ 7 ☐ 8 ☐ 9 ☐ 10

SCHALTE EINE STUNDE VOR DEM SCHLAFENGEHEN ALLE BILDSCHIRME AUS

Tagesaufgaben erledigt?

☐ **Aufgabe** ☐ **Mein Tipp**

TAG 28

Datum: __________

Dein gefühltes Fitnesslevel heute

☐ 1 ☐ 2 ☐ 3 ☐ 4 ☐ 5 ☐ 6 ☐ 7 ☐ 8 ☐ 9 ☐ 10

MACHE POWER-NAPPING

Tagesaufgaben erledigt?

☐ **Aufgabe** ☐ **Mobility-Workout** ☐ **Mein Tipp**

TAG 29

Datum: __________

Dein gefühltes Fitnesslevel heute

☐ ☐ ☐ ☐ ☐ ☐ ☐ ☐ ☐ ☐
1 2 3 4 5 6 7 8 9 10

Workout: EVAL

☐ **Warm-up**

Workout: Notiere dir die Anzahl der Wiederholungen nach jedem Satz:

1. Bodyrocks

Satz 1 __________
Satz 2 __________
Satz 3 __________
Satz 4 __________
Satz 5 (Level II) __________
Satz 6 (Level III) __________

2. Zugübung

Satz 1 __________
Satz 2 __________
Satz 3 __________
Satz 4 __________
Satz 5 (Level II) __________
Satz 6 (Level III) __________

3. Lunges

Satz 1 __________
Satz 2 __________
Satz 3 __________
Satz 4 __________
Satz 5 (Level II) __________
Satz 6 (Level III) __________

4. Dreipunkt-Liegestütze (Männer)/ Dreipunkt-Beinscheren (Frauen)

Satz 1 __________
Satz 2 __________
Satz 3 __________
Satz 4 __________
Satz 5 (Level II) __________
Satz 6 (Level III) __________

☐ **Cool-down**

Tagesaufgaben erledigt?

☐ **Workout** ☐ **Mein Tipp**

TAG 30

Datum: ___________

Dein gefühltes Fitnesslevel heute

☐ ☐ ☐ ☐ ☐ ☐ ☐ ☐ ☐ ☐
1 2 3 4 5 6 7 8 9 10

Workout: OPUS

☐ **Warm-up**

Workout: Notiere dir die Anzahl der Wiederholungen in der letzten Runde:

1. Skorpion-Kicks

____

2. Squats

____

3. Dreipunkt-Liegestütze (Männer)/ Dreipunkt-Beinscheren (Frauen)

____

4. Fallschirmspringer

____

☐ **Cool-down**

Tagesaufgaben erledigt?

☐ **Workout**

TAG 31

Datum: __________

Dein gefühltes Fitnesslevel heute

☐ 1 ☐ 2 ☐ 3 ☐ 4 ☐ 5 ☐ 6 ☐ 7 ☐ 8 ☐ 9 ☐ 10

TRIFF DIE RICHTIGE WAHL BEIM ESSEN UNTERWEGS

Tagesaufgaben erledigt?

☐ **Aufgabe** ☐ **Bonusaufgabe**

TAG 32

Datum: __________

Dein gefühltes Fitnesslevel heute

☐ 1 ☐ 2 ☐ 3 ☐ 4 ☐ 5 ☐ 6 ☐ 7 ☐ 8 ☐ 9 ☐ 10

Workout: RUCKUS

☐ **Warm-up**

Workout: Notiere dir die Anzahl der vollständig absolvierten Runden __________

☐ **Cool-down**

Tagesaufgaben erledigt?

☐ **Workout** ☐ **Mein Tipp**

TAG 33

Datum: __________

Dein gefühltes Fitnesslevel heute

☐ 1 ☐ 2 ☐ 3 ☐ 4 ☐ 5 ☐ 6 ☐ 7 ☐ 8 ☐ 9 ☐ 10

Workout: TYRANT

☐ **Warm-up**

Notiere dir die benötigte Gesamtzeit für dein Workout __________________

☐ **Cool-down**

Tagesaufgaben erledigt?

☐ **Workout** ☐ **Mein Tipp**

TAG 34

Datum: ___________

Dein gefühltes Fitnesslevel heute

☐ 1 ☐ 2 ☐ 3 ☐ 4 ☐ 5 ☐ 6 ☐ 7 ☐ 8 ☐ 9 ☐ 10

NIMM DEIN ESSEN MIT!

Tagesaufgaben erledigt?

☐ **Aufgabe** ☐ **Bonusaufgabe**

TAG 35

Datum: ___________

Dein gefühltes Fitnesslevel heute

☐ 1 ☐ 2 ☐ 3 ☐ 4 ☐ 5 ☐ 6 ☐ 7 ☐ 8 ☐ 9 ☐ 10

FINDE DAS BESTE RESTAURANT IN DEINER GEGEND

Tagesaufgaben erledigt?

☐ Aufgabe ☐ Mobility-Workout ☐ Mein Tipp

TAG 36

Datum: ___________

Dein gefühltes Fitnesslevel heute

☐ ☐ ☐ ☐ ☐ ☐ ☐ ☐ ☐ ☐
1 2 3 4 5 6 7 8 9 10

Workout: HAMMER

☐ **Warm-up**

Workout: Notiere dir die Anzahl der Wiederholungen im letzten Satz:

1. Skorpion-Kicks

____

2. Kreuzheben

____

3. Fallschirmspringer

____

4. Lunges mit Seitbeugung

____

☐ **Cool-down**

Tagesaufgaben erledigt?

☐ **Workout** ☐ **Mein Tipp**

TAG 37

Datum: __________

Dein gefühltes Fitnesslevel heute

☐ ☐ ☐ ☐ ☐ ☐ ☐ ☐ ☐ ☐
1 2 3 4 5 6 7 8 9 10

Workout: ANVIL

☐ **Warm-up**

Workout: Notiere dir die Anzahl der Wiederholungen in der letzten Runde:

1. Hüftheben

____

2. Lunges

____

3. Zugübung

____

4. Kreuzheben

____

☐ **Cool-down**

Tagesaufgaben erledigt?

☐ **Workout**

____

____

____

____

____

____

____

____

TAG 38

Datum: ________

Dein gefühltes Fitnesslevel heute

☐ 1 ☐ 2 ☐ 3 ☐ 4 ☐ 5 ☐ 6 ☐ 7 ☐ 8 ☐ 9 ☐ 10

ÜBERNIMM DIE EINSTELLUNG EINES SPITZENATHLETEN

Tagesaufgaben erledigt?

☐ Aufgabe ☐ Bonusaufgabe

TAG 39

Datum: __________

Dein gefühltes Fitnesslevel heute

☐ 1 ☐ 2 ☐ 3 ☐ 4 ☐ 5 ☐ 6 ☐ 7 ☐ 8 ☐ 9 ☐ 10

Workout: BURNER

☐ **Warm-up**

Workout: Notiere dir die Anzahl der vollständig absolvierten Runden __________

☐ **Cool-down**

Tagesaufgaben erledigt?

☐ **Workout** ☐ **Mein Tipp**

TAG 40

Datum: ___________

Dein gefühltes Fitnesslevel heute

☐ ☐ ☐ ☐ ☐ ☐ ☐ ☐ ☐ ☐
1 2 3 4 5 6 7 8 9 10

Workout: JOKER

☐ **Warm-up**

Notiere dir die benötigte Gesamtzeit für dein Workout ___________________

☐ **Cool-down**

Tagesaufgaben erledigt?

☐ **Workout** ☐ **Mein Tipp**

TAG 41

Datum: ___________

Dein gefühltes Fitnesslevel heute

☐ 1 ☐ 2 ☐ 3 ☐ 4 ☐ 5 ☐ 6 ☐ 7 ☐ 8 ☐ 9 ☐ 10

ISS ETWAS GESUNDES, WAS DU FRÜHER NICHT MOCHTEST!

Tagesaufgaben erledigt?

☐ **Aufgabe**

TAG 42

Datum: ___________

Dein gefühltes Fitnesslevel heute

☐ 1 ☐ 2 ☐ 3 ☐ 4 ☐ 5 ☐ 6 ☐ 7 ☐ 8 ☐ 9 ☐ 10

MACH PROGRESSIVE MUSKELENTSPANNUNG

Tagesaufgaben erledigt?

☐ **Aufgabe** ☐ **Mobility-Workout**

TAG 43

Datum: ___________

Dein gefühltes Fitnesslevel heute

☐ 1 ☐ 2 ☐ 3 ☐ 4 ☐ 5 ☐ 6 ☐ 7 ☐ 8 ☐ 9 ☐ 10

Workout: EVAL

☐ **Warm-up**

Workout: Notiere dir die Anzahl der Wiederholungen nach jedem Satz:

1. Bodyrocks

Satz 1 ___________
Satz 2 ___________
Satz 3 ___________
Satz 4 ___________
Satz 5 (Level II) ___________
Satz 6 (Level III) ___________

2. Zugübung

Satz 1 ___________
Satz 2 ___________
Satz 3 ___________
Satz 4 ___________
Satz 5 (Level II) ___________
Satz 6 (Level III) ___________

3. Lunges

Satz 1 ___________
Satz 2 ___________
Satz 3 ___________
Satz 4 ___________
Satz 5 (Level II) ___________
Satz 6 (Level III) ___________

4. Dreipunkt-Liegestütze (Männer)/ Dreipunkt-Beinscheren (Frauen)

Satz 1 ___________
Satz 2 ___________
Satz 3 ___________
Satz 4 ___________
Satz 5 (Level II) ___________
Satz 6 (Level III) ___________

☐ **Cool-down**

Tagesaufgaben erledigt?

☐ **Workout** ☐ **Mein Tipp**

TAG 44

Datum: __________

Dein gefühltes Fitnesslevel heute

☐ ☐ ☐ ☐ ☐ ☐ ☐ ☐ ☐ ☐
1 2 3 4 5 6 7 8 9 10

Workout: OPUS

☐ **Warm-up**

Workout: Notiere dir die Anzahl der Wiederholungen in der letzten Runde:

1. Skorpion-Kicks

____

2. Squats

____

3. Dreipunkt-Liegestütze (Männer)/ Dreipunkt-Beinscheren (Frauen)

____

4. Fallschirmspringer

____

☐ **Cool-down**

Tagesaufgaben erledigt?

☐ **Workout** ☐ **Mein Tipp**

TAG 45

Datum: __________

Dein gefühltes Fitnesslevel heute

☐ 1 ☐ 2 ☐ 3 ☐ 4 ☐ 5 ☐ 6 ☐ 7 ☐ 8 ☐ 9 ☐ 10

SAG NEIN ZU JUNKFOOD UND FERTIGPRODUKTEN

Tagesaufgaben erledigt?

☐ **Aufgabe** ☐ **Bonusaufgabe** ☐ **Mein Tipp**

TAG 46

Datum: ___________

Dein gefühltes Fitnesslevel heute

☐ ☐ ☐ ☐ ☐ ☐ ☐ ☐ ☐ ☐
1 2 3 4 5 6 7 8 9 10

Workout: RUCKUS

☐ **Warm-up**

Workout: Notiere dir die Anzahl der vollständig absolvierten Runden ___________

☐ **Cool-down**

Tagesaufgaben erledigt?

☐ **Workout** ☐ **Mein Tipp**

TAG 47

Datum: ____________

Dein gefühltes Fitnesslevel heute

☐ 1 ☐ 2 ☐ 3 ☐ 4 ☐ 5 ☐ 6 ☐ 7 ☐ 8 ☐ 9 ☐ 10

Workout: TYRANT

☐ **Warm-up**

Notiere dir die benötigte Gesamtzeit für dein Workout ____________________

☐ **Cool-down**

Tagesaufgaben erledigt?

☐ **Workout**

TAG 48

Datum: __________

Dein gefühltes Fitnesslevel heute

☐ 1 ☐ 2 ☐ 3 ☐ 4 ☐ 5 ☐ 6 ☐ 7 ☐ 8 ☐ 9 ☐ 10

BIETE NÖRGLERN DIE STIRN!

Tagesaufgaben erledigt?

☐ **Aufgabe** ☐ **Bonusaufgabe** ☐ **Mein Tipp**

TAG 49

Datum: ____________

Dein gefühltes Fitnesslevel heute

☐ 1 ☐ 2 ☐ 3 ☐ 4 ☐ 5 ☐ 6 ☐ 7 ☐ 8 ☐ 9 ☐ 10

GEH INS CAFÉ – OHNE KUCHEN!

Tagesaufgaben erledigt?

☐ Aufgabe ☐ Mobility-Workout ☐ Mein Tipp

TAG 50

Datum: ____________

Dein gefühltes Fitnesslevel heute

☐ ☐ ☐ ☐ ☐ ☐ ☐ ☐ ☐ ☐
1 2 3 4 5 6 7 8 9 10

Workout: HAMMER

☐ **Warm-up**

Workout: Notiere dir die Anzahl der Wiederholungen im letzten Satz:

1. Skorpion-Kicks

____

2. Kreuzheben

____

3. Fallschirmspringer

____

4. Lunges mit Seitbeugung

____

☐ **Cool-down**

Tagesaufgaben erledigt?

☐ **Workout** ☐ **Mein Tipp**

____

____

____

____

____

____

____

____

TAG 51

Datum: ___________

Dein gefühltes Fitnesslevel heute

☐ 1 ☐ 2 ☐ 3 ☐ 4 ☐ 5 ☐ 6 ☐ 7 ☐ 8 ☐ 9 ☐ 10

Workout: ANVIL

☐ **Warm-up**

Workout: Notiere dir die Anzahl der Wiederholungen in der letzten Runde:

1. Hüftheben

____

2. Lunges

____

3. Zugübung

____

4. Kreuzheben

____

☐ **Cool-down**

Tagesaufgaben erledigt?

☐ **Workout**

____

____

____

____

____

____

____

____

TAG 52

Datum: ___________

Dein gefühltes Fitnesslevel heute

☐ 1 ☐ 2 ☐ 3 ☐ 4 ☐ 5 ☐ 6 ☐ 7 ☐ 8 ☐ 9 ☐ 10

BELOHNE DICH SO, DASS ES DEINEM ZIEL NICHT SCHADET

Tagesaufgaben erledigt?

☐ Aufgabe ☐ Bonusaufgabe ☐ Mein Tipp

TAG 53

Datum: ___________

Dein gefühltes Fitnesslevel heute

☐ ☐ ☐ ☐ ☐ ☐ ☐ ☐ ☐ ☐
1 2 3 4 5 6 7 8 9 10

Workout: BURNER

☐ **Warm-up**

Workout: Notiere dir die Anzahl der vollständig absolvierten Runden ___________

☐ **Cool-down**

Tagesaufgaben erledigt?

☐ **Workout** ☐ **Mein Tipp**

____

____

____

____

____

____

____

____

____

____

____

____

TAG 54

Datum: __________

Dein gefühltes Fitnesslevel heute

☐ 1 ☐ 2 ☐ 3 ☐ 4 ☐ 5 ☐ 6 ☐ 7 ☐ 8 ☐ 9 ☐ 10

Workout: JOKER

☐ **Warm-up**

Notiere dir die benötigte Gesamtzeit für dein Workout __________________

☐ **Cool-down**

Tagesaufgaben erledigt?

☐ **Workout**

TAG 55

Datum: ___________

Dein gefühltes Fitnesslevel heute

☐ 1 ☐ 2 ☐ 3 ☐ 4 ☐ 5 ☐ 6 ☐ 7 ☐ 8 ☐ 9 ☐ 10

FINDE EINE NEUE LIEBLINGSSÜSSIGKEIT

Tagesaufgaben erledigt?

☐ Aufgabe ☐ Bonusaufgabe

TAG 56

Datum: ___________

Dein gefühltes Fitnesslevel heute

☐ 1 ☐ 2 ☐ 3 ☐ 4 ☐ 5 ☐ 6 ☐ 7 ☐ 8 ☐ 9 ☐ 10

GEH GANZ BEWUSST DUSCHEN ODER BADEN

Tagesaufgaben erledigt?

☐ **Aufgabe** ☐ **Mobility-Workout** ☐ **Mein Tipp**

TAG 57

Datum: ___________

Dein gefühltes Fitnesslevel heute

☐ ☐ ☐ ☐ ☐ ☐ ☐ ☐ ☐ ☐
1 2 3 4 5 6 7 8 9 10

Workout: EVAL

☐ **Warm-up**

Workout: Notiere dir die Anzahl der Wiederholungen nach jedem Satz:

1. Bodyrocks

Satz 1 ___________
Satz 2 ___________
Satz 3 ___________
Satz 4 ___________

2. Zugübung

Satz 1 ___________
Satz 2 ___________
Satz 3 ___________
Satz 4 ___________

3. Lunges

Satz 1 ___________
Satz 2 ___________
Satz 3 ___________
Satz 4 ___________

4. Dreipunkt-Liegestütze (Männer)/ Dreipunkt-Beinscheren (Frauen)

Satz 1 ___________
Satz 2 ___________
Satz 3 ___________
Satz 4 ___________

☐ **Cool-down**

Tagesaufgaben erledigt?

☐ **Workout** ☐ **Mein Tipp**

____

____

____

TAG 58

Datum: __________

Dein gefühltes Fitnesslevel heute

☐ 1 ☐ 2 ☐ 3 ☐ 4 ☐ 5 ☐ 6 ☐ 7 ☐ 8 ☐ 9 ☐ 10

Workout: OPUS

☐ **Warm-up**

Workout: Notiere dir die Anzahl der Wiederholungen in der letzten Runde:

1. Skorpion-Kicks

____

2. Squats

____

3. Dreipunkt-Liegestütze (Männer)/ Dreipunkt-Beinscheren (Frauen)

____

4. Fallschirmspringer

____

☐ **Cool-down**

Tagesaufgaben erledigt?

☐ **Workout**

TAG 59

Datum: ___________

Dein gefühltes Fitnesslevel heute

☐ ☐ ☐ ☐ ☐ ☐ ☐ ☐ ☐ ☐
1 2 3 4 5 6 7 8 9 10

BESCHRÄNKE DICH BEI DEN NAHRUNGSERGÄNZUNGSMITTELN AUF DAS WIRKLICH SINNVOLLE

Tagesaufgaben erledigt?

☐ **Aufgabe** ☐ **Mein Tipp**

TAG 60

Datum: ___________

Dein gefühltes Fitnesslevel heute

☐ ☐ ☐ ☐ ☐ ☐ ☐ ☐ ☐ ☐
1 2 3 4 5 6 7 8 9 10

Workout: RUCKUS

☐ **Warm-up**

Workout: Notiere dir die Anzahl der vollständig absolvierten Runden ___________

☐ **Cool-down**

Tagesaufgaben erledigt?

☐ **Workout** ☐ **Mein Tipp**

TAG 61

Datum: ___________

Dein gefühltes Fitnesslevel heute

☐ ☐ ☐ ☐ ☐ ☐ ☐ ☐ ☐ ☐
1 2 3 4 5 6 7 8 9 10

Workout: TYRANT

☐ **Warm-up**

Notiere dir die benötigte Gesamtzeit für dein Workout ___________________

☐ **Cool-down**

Tagesaufgaben erledigt?

☐ **Workout** ☐ **Mein Tipp**

TAG 62

Datum: __________

Dein gefühltes Fitnesslevel heute

☐ 1 ☐ 2 ☐ 3 ☐ 4 ☐ 5 ☐ 6 ☐ 7 ☐ 8 ☐ 9 ☐ 10

KAUF EINE NEUE OBSTSORTE

Tagesaufgaben erledigt?

☐ **Aufgabe** ☐ **Bonusaufgabe**

TAG 63

Datum: ___________

Dein gefühltes Fitnesslevel heute

☐ 1 ☐ 2 ☐ 3 ☐ 4 ☐ 5 ☐ 6 ☐ 7 ☐ 8 ☐ 9 ☐ 10

MIXE DEINEN PERFEKTEN SHAKE!

Tagesaufgaben erledigt?

☐ **Aufgabe** ☐ **Mobility-Workout**

TAG 64

Datum: __________

Dein gefühltes Fitnesslevel heute

☐ 1 ☐ 2 ☐ 3 ☐ 4 ☐ 5 ☐ 6 ☐ 7 ☐ 8 ☐ 9 ☐ 10

Workout: HAMMER

☐ **Warm-up**

Workout: Notiere dir die Anzahl der Wiederholungen im letzten Satz:

1. Skorpion-Kicks

____

2. Kreuzheben

____

3. Fallschirmspringer

____

4. Lunges mit Seitbeugung

____

☐ **Cool-down**

Tagesaufgaben erledigt?

☐ **Workout** ☐ **Mein Tipp**

____

____

____

____

____

____

____

____

TAG 65

Datum: ___________

Dein gefühltes Fitnesslevel heute

☐ 1 ☐ 2 ☐ 3 ☐ 4 ☐ 5 ☐ 6 ☐ 7 ☐ 8 ☐ 9 ☐ 10

Workout: ANVIL

☐ **Warm-up**

Workout: Notiere dir die Anzahl der Wiederholungen in der letzten Runde:

1. Hüftheben

____

2. Lunges

____

3. Zugübung

____

4. Kreuzheben

____

☐ **Cool-down**

Tagesaufgaben erledigt?

☐ **Workout**

____

____

____

____

____

____

____

____

TAG 66

Datum: ___________

Dein gefühltes Fitnesslevel heute

☐ 1 ☐ 2 ☐ 3 ☐ 4 ☐ 5 ☐ 6 ☐ 7 ☐ 8 ☐ 9 ☐ 10

DENKE DARÜBER NACH, WIE MUSIK DEIN LEBEN BEEINFLUSST

Tagesaufgaben erledigt?

☐ **Aufgabe** ☐ **Bonusaufgabe**

TAG 67

Datum: ___________

Dein gefühltes Fitnesslevel heute

☐ ☐ ☐ ☐ ☐ ☐ ☐ ☐ ☐ ☐
1 2 3 4 5 6 7 8 9 10

Workout: BURNER

☐ **Warm-up**

Workout: Notiere dir die Anzahl der vollständig absolvierten Runden ___________

☐ **Cool-down**

Tagesaufgaben erledigt?

☐ **Workout** ☐ **Mein Tipp**

TAG 68

Datum: __________

Dein gefühltes Fitnesslevel heute

☐ ☐ ☐ ☐ ☐ ☐ ☐ ☐ ☐ ☐
1 2 3 4 5 6 7 8 9 10

Workout: JOKER

☐ **Warm-up**

Notiere dir die benötigte Gesamtzeit für dein Workout __________________

☐ **Cool-down**

Tagesaufgaben erledigt?

☐ **Workout** ☐ **Mein Tipp**

TAG 69

Datum: __________

Dein gefühltes Fitnesslevel heute

☐ 1 ☐ 2 ☐ 3 ☐ 4 ☐ 5 ☐ 6 ☐ 7 ☐ 8 ☐ 9 ☐ 10

ERSTELLE DEINE PUSHER-PLAYLIST!

Tagesaufgaben erledigt?

☐ **Aufgabe** ☐ **Bonusaufgabe** ☐ **Mein Tipp**

TAG 70

Datum: ____________

Dein gefühltes Fitnesslevel heute

☐ 1 ☐ 2 ☐ 3 ☐ 4 ☐ 5 ☐ 6 ☐ 7 ☐ 8 ☐ 9 ☐ 10

ENTSPANNE MIT DEINER CHILLOUT-MUSIK!

Tagesaufgaben erledigt?

☐ Aufgabe ☐ Mobility-Workout ☐ Mein Tipp

TAG 71

Datum: ____________

Dein gefühltes Fitnesslevel heute

☐ ☐ ☐ ☐ ☐ ☐ ☐ ☐ ☐ ☐
1 2 3 4 5 6 7 8 9 10

Workout: EVAL

☐ **Warm-up**

Workout: Notiere dir die Anzahl der Wiederholungen nach jedem Satz:

1. Bodyrocks

Satz 1 ____________
Satz 2 ____________
Satz 3 ____________
Satz 4 ____________

2. Zugübung

Satz 1 ____________
Satz 2 ____________
Satz 3 ____________
Satz 4 ____________

3. Lunges

Satz 1 ____________
Satz 2 ____________
Satz 3 ____________
Satz 4 ____________

4. Dreipunkt-Liegestütze (Männer)/ Dreipunkt-Beinscheren (Frauen)

Satz 1 ____________
Satz 2 ____________
Satz 3 ____________
Satz 4 ____________

☐ **Cool-down**

Tagesaufgaben erledigt?

☐ **Workout** ☐ **Mein Tipp**

____

____

____

TAG 72

Datum: ___________

Dein gefühltes Fitnesslevel heute

☐ ☐ ☐ ☐ ☐ ☐ ☐ ☐ ☐ ☐
1 2 3 4 5 6 7 8 9 10

Workout: OPUS

☐ **Warm-up**

Workout: Notiere dir die Anzahl der Wiederholungen in der letzten Runde:

1. Skorpion-Kicks

____

2. Squats

____

3. Dreipunkt-Liegestütze (Männer)/ Dreipunkt-Beinscheren (Frauen)

____

4. Fallschirmspringer

____

☐ **Cool-down**

Tagesaufgaben erledigt?

☐ **Workout**

TAG 73

Datum: ___________

Dein gefühltes Fitnesslevel heute

☐ 1 ☐ 2 ☐ 3 ☐ 4 ☐ 5 ☐ 6 ☐ 7 ☐ 8 ☐ 9 ☐ 10

DENKE ÜBER DIE BEDEUTUNG VON FITNESS FÜR DEIN LEBEN NACH

Tagesaufgaben erledigt?

☐ Aufgabe ☐ Bonusaufgabe ☐ Mein Tipp

TAG 74

Datum: ___________

Dein gefühltes Fitnesslevel heute

☐ ☐ ☐ ☐ ☐ ☐ ☐ ☐ ☐ ☐
1 2 3 4 5 6 7 8 9 10

Workout: RUCKUS

☐ **Warm-up**

Workout: Notiere dir die Anzahl der vollständig absolvierten Runden ___________

☐ **Cool-down**

Tagesaufgaben erledigt?

☐ **Workout** ☐ **Mein Tipp**

____

____

____

____

____

____

____

____

____

____

____

____

____

TAG 75

Datum: ___________

Dein gefühltes Fitnesslevel heute

☐ ☐ ☐ ☐ ☐ ☐ ☐ ☐ ☐ ☐
1 2 3 4 5 6 7 8 9 10

Workout: TYRANT

☐ **Warm-up**

Notiere dir die benötigte Gesamtzeit für dein Workout ___________________

☐ **Cool-down**

Tagesaufgaben erledigt?

☐ **Workout** ☐ **Mein Tipp**

____

____

____

____

____

____

____

____

____

____

____

____

____

TAG 76

Datum: ___________

Dein gefühltes Fitnesslevel heute

☐ 1 ☐ 2 ☐ 3 ☐ 4 ☐ 5 ☐ 6 ☐ 7 ☐ 8 ☐ 9 ☐ 10

KOCHE FÜR JEMANDEN ETWAS GESUNDES

Tagesaufgaben erledigt?

☐ **Aufgabe** ☐ **Bonusaufgabe** ☐ **Mein Tipp**

TAG 77

Datum: ___________

Dein gefühltes Fitnesslevel heute

☐ 1 ☐ 2 ☐ 3 ☐ 4 ☐ 5 ☐ 6 ☐ 7 ☐ 8 ☐ 9 ☐ 10

MACH EINEN AUSFLUG MIT FREUNDEN ODER FAMILIE!

Tagesaufgaben erledigt?

☐ **Aufgabe** ☐ **Mobility-Workout** ☐ **Mein Tipp**

TAG 78

Datum: ___________

Dein gefühltes Fitnesslevel heute

☐ 1 ☐ 2 ☐ 3 ☐ 4 ☐ 5 ☐ 6 ☐ 7 ☐ 8 ☐ 9 ☐ 10

Workout: HAMMER

☐ **Warm-up**

Workout: Notiere dir die Anzahl der Wiederholungen im letzten Satz:

1. Skorpion-Kicks

____

2. Kreuzheben

____

3. Fallschirmspringer

____

4. Lunges mit Seitbeugung

____

☐ **Cool-down**

Tagesaufgaben erledigt?

☐ **Workout** ☐ **Mein Tipp**

TAG 79

Datum: ____________

Dein gefühltes Fitnesslevel heute

☐ 1 ☐ 2 ☐ 3 ☐ 4 ☐ 5 ☐ 6 ☐ 7 ☐ 8 ☐ 9 ☐ 10

Workout: ANVIL

☐ **Warm-up**

Workout: Notiere dir die Anzahl der Wiederholungen in der letzten Runde:

1. Hüftheben

____

2. Lunges

____

3. Zugübung

____

4. Kreuzheben

____

☐ **Cool-down**

Tagesaufgaben erledigt?

☐ **Workout** ☐ **Mein Tipp**

TAG 80

Datum: __________

Dein gefühltes Fitnesslevel heute

☐ 1 ☐ 2 ☐ 3 ☐ 4 ☐ 5 ☐ 6 ☐ 7 ☐ 8 ☐ 9 ☐ 10

DENKE ÜBER DEINE FITNESSZUKUNFT NACH

Tagesaufgaben erledigt?

☐ **Aufgabe** ☐ **Bonusaufgabe** ☐ **Mein Tipp**

TAG 81

Datum: ____________

Dein gefühltes Fitnesslevel heute

☐ 1 ☐ 2 ☐ 3 ☐ 4 ☐ 5 ☐ 6 ☐ 7 ☐ 8 ☐ 9 ☐ 10

Workout: BURNER

☐ **Warm-up**

Workout: Notiere dir die Anzahl der vollständig absolvierten Runden ____________

☐ **Cool-down**

Tagesaufgaben erledigt?

☐ **Workout** ☐ **Mein Tipp**

TAG 82

Datum: ___________

Dein gefühltes Fitnesslevel heute

☐ ☐ ☐ ☐ ☐ ☐ ☐ ☐ ☐ ☐
1 2 3 4 5 6 7 8 9 10

Workout: JOKER

☐ **Warm-up**

Notiere dir die benötigte Gesamtzeit für dein Workout ___________________

☐ **Cool-down**

Tagesaufgaben erledigt?

☐ **Workout** ☐ **Mein Tipp**

TAG 83

Datum: ___________

Dein gefühltes Fitnesslevel heute

☐ 1 ☐ 2 ☐ 3 ☐ 4 ☐ 5 ☐ 6 ☐ 7 ☐ 8 ☐ 9 ☐ 10

ÜBERLEG DEIN NEUES FITNESSZIEL

Tagesaufgaben erledigt?

☐ **Aufgabe** ☐ **Bonusaufgabe**

TAG 84

Datum: ____________

Dein gefühltes Fitnesslevel heute

☐ 1 ☐ 2 ☐ 3 ☐ 4 ☐ 5 ☐ 6 ☐ 7 ☐ 8 ☐ 9 ☐ 10

NIMM DIR DIGITALFREI!

Tagesaufgaben erledigt?

☐ Aufgabe ☐ Mobility-Workout ☐ Mein Tipp

TAG 85

Datum: __________

Dein gefühltes Fitnesslevel heute

☐ ☐ ☐ ☐ ☐ ☐ ☐ ☐ ☐ ☐
1 2 3 4 5 6 7 8 9 10

Workout: EVAL

☐ **Warm-up**

Workout: Notiere dir die Anzahl der Wiederholungen nach jedem Satz:

1. Bodyrocks

Satz 1 __________
Satz 2 __________
Satz 3 __________
Satz 4 __________
Satz 5 (Level II) __________
Satz 6 (Level III) __________

2. Zugübung

Satz 1 __________
Satz 2 __________
Satz 3 __________
Satz 4 __________
Satz 5 (Level II) __________
Satz 6 (Level III) __________

3. Lunges

Satz 1 __________
Satz 2 __________
Satz 3 __________
Satz 4 __________
Satz 5 (Level II) __________
Satz 6 (Level III) __________

4. Dreipunkt-Liegestütze (Männer)/ Dreipunkt-Beinscheren (Frauen)

Satz 1 __________
Satz 2 __________
Satz 3 __________
Satz 4 __________
Satz 5 (Level II) __________
Satz 6 (Level III) __________

☐ **Cool-down**

Tagesaufgaben erledigt?

☐ **Workout** ☐ **Mein Tipp**

TAG 86

Datum: __________

Dein gefühltes Fitnesslevel heute

☐ 1 ☐ 2 ☐ 3 ☐ 4 ☐ 5 ☐ 6 ☐ 7 ☐ 8 ☐ 9 ☐ 10

Workout: OPUS

☐ **Warm-up**

Workout: Notiere dir die Anzahl der Wiederholungen in der letzten Runde:

1. Skorpion-Kicks

____

2. Squats

____

3. Dreipunkt-Liegestütze (Männer)/ Dreipunkt-Beinscheren (Frauen)

____

4. Fallschirmspringer

____

☐ **Cool-down**

Tagesaufgaben erledigt?

☐ **Workout** ☐ **Mein Tipp**

TAG 87

Datum: ________

Dein gefühltes Fitnesslevel heute

☐ ☐ ☐ ☐ ☐ ☐ ☐ ☐ ☐ ☐
1 2 3 4 5 6 7 8 9 10

Abschluss-Check, Teil 1

Beantworte folgende Fragen und vergleiche sie mit den Aufzeichnungen vom Lifestyle-Check-up, den du am Anfang gemacht hast:

Inwiefern hat sich dein gesamtes Energielevel in den vergangenen drei Monaten verändert? Fühlst du dich im Alltag ausdauernder und belastbarer? Ist deine Grundstimmung positiver und optimistischer geworden?

____

____

____

____

____

Schläfst du besser und länger, nimmst du dir immer wieder bewusste Regenerationspausen, um deinem Körper und deinem Geist Ruhe zu gönnen?

____

____

Hat sich dein Verlangen nach Nahrungsmitteln grundlegend geändert? Wünscht sich dein Körper nun ganz automatisch Eiweiß und Gemüse als Grundlage jeder Mahlzeit?

Wie trittst du gegenüber anderen Menschen auf? Bist du selbstbewusster und geradliniger geworden?

Spürst du eine Veränderung, was deine mentale Stärke betrifft? Fällt es dir leichter, Entscheidungen zu treffen und Prioritäten zu setzen? Bist du in unangenehmen Situationen ausdauernder und disziplinierter?

TAG 88

Datum: ____________

Dein gefühltes Fitnesslevel heute

☐ ☐ ☐ ☐ ☐ ☐ ☐ ☐ ☐ ☐
1 2 3 4 5 6 7 8 9 10

Workout: RUCKUS

☐ **Warm-up**

Workout: Notiere dir die Anzahl der vollständig absolvierten Runden ____________

☐ **Cool-down**

Tagesaufgaben erledigt?

☐ **Workout** ☐ **Mein Tipp**

____

____

____

____

____

____

____

____

____

____

____

____

____

TAG 89

Datum: __________

Dein gefühltes Fitnesslevel heute

☐ ☐ ☐ ☐ ☐ ☐ ☐ ☐ ☐ ☐
1 2 3 4 5 6 7 8 9 10

Workout: TYRANT

☐ **Warm-up**

Notiere dir die benötigte Gesamtzeit für dein Workout __________________

☐ **Cool-down**

Tagesaufgaben erledigt?

☐ **Workout** ☐ **Mein Tipp**

TAG 90

Datum: ___________

Dein gefühltes Fitnesslevel heute

☐ 1 ☐ 2 ☐ 3 ☐ 4 ☐ 5 ☐ 6 ☐ 7 ☐ 8 ☐ 9 ☐ 10

Abschluss-Check, Teil 2

☐ **Mach ein Nachher-Foto und vergleiche es mit dem Vorher-Foto.**

☐ **Beantworte folgende Fragen:**

Inwiefern haben sich deine vor der Challenge gemessenen Maße verbessert? Wie weit ist der Bauchumfang zurückgegangen? Ist deine Referenzhose zu weit geworden?

____

____

____

____

____

____

Stehst du nun aufrechter, bewegst dich bewusster und bestimmter?

____

Spürst du, wie du deine Muskeln auch bei Alltagsaufgaben besser und effektiver ansteuern und einsetzen kannst?

Fühlst du dich als Sportler, als aktiver Mensch, für den die Bewegung ein unersetzbarer Bestandteil des Lebens geworden ist?

Hast du vor allem noch Lust auf viel mehr bekommen? (Kannst du haben!)

Haben eventuelle Rückenschmerzen durch die 90-Tage-Challenge abgenommen oder ganz aufgehört?

Fitness-Check-up nach dem Abschluss der Challenge

Mein Gewicht: ____________ kg

Mein Brustumfang: _________ cm

Mein Taillenumfang: ________ cm

Männer

So viele Liegestütze am Stück habe ich geschafft:

____

So viele Kniebeugen am Stück habe ich geschafft:

____

So viele Klimmzüge am Stück habe ich geschafft:

____

Frauen

So viele Kniebeugen am Stück habe ich geschafft:

____

So lange konnte ich den Unterarmstütz halten:

____

Die Challenge im Rückblick

Trage auf der folgenden Seite die Punkte, mit denen du an Tag 1 bis 90 dein gefühltes Fitnesslevel bewertet hast, in die Diagramme ein und verbinde sie durch Linien zu einer »Wohlfühlkurve«.

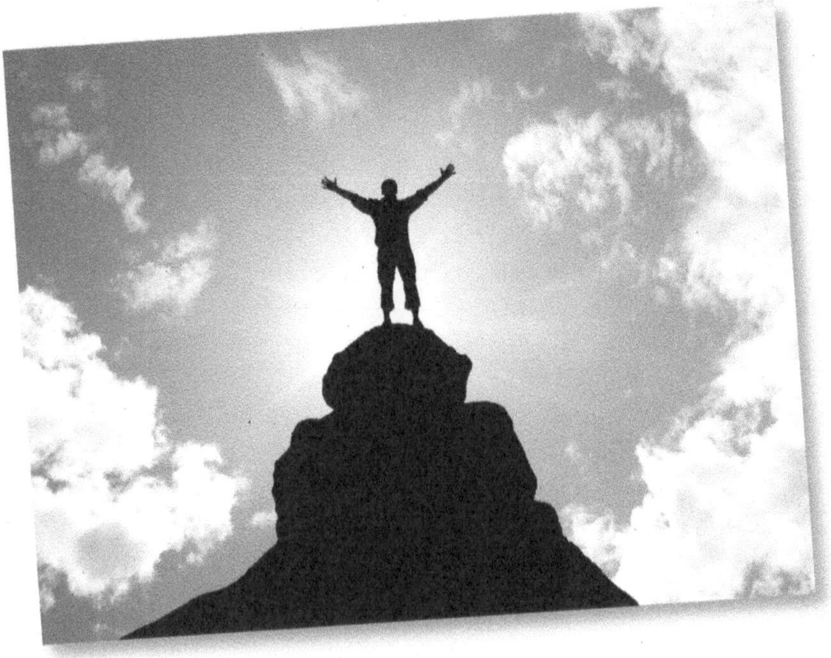

10																														
9																														
8																														
7																														
6																														
5																														
4																														
3																														
2																														
1																														
	1	2	3	4	5	6	7	8	9	10	11	12	13	14	15	16	17	18	19	20	21	22	23	24	25	26	27	28	29	30

10																														
9																														
8																														
7																														
6																														
5																														
4																														
3																														
2																														
1																														
	31	32	33	34	35	36	37	38	39	40	41	42	43	44	45	46	47	48	49	50	51	52	53	54	55	56	57	58	59	60

10																														
9																														
8																														
7																														
6																														
5																														
4																														
3																														
2																														
1																														
	61	62	63	64	65	66	67	68	69	70	71	72	73	74	75	76	77	78	79	80	81	82	83	84	85	86	87	88	89	90

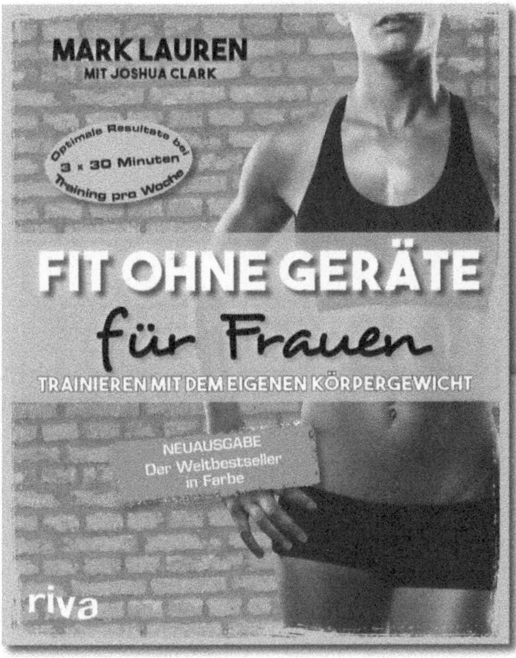

Auch als **E-Book** erhältlich

176 Seiten
19,99 € (D) | 20,60 € (A)
ISBN 978-3-7423-0855-9

Mark Lauren | Joshua Clark

Fit ohne Geräte für Frauen

Trainieren mit dem eigenen Körpergewicht. Neuausgabe: Der Weltbestseller in Farbe

Mit seinem Buch »Fit ohne Geräte« hat der Fitnessexperte Mark Lauren eindrucksvoll bewiesen, dass wir keinerlei neumodisches Trainingsequipment benötigen, um in kürzester Zeit topfit zu werden. Die Übungen sind auf kleinstem Raum durchführbar und erfordern ein Minimum an Zeit – eine Fitnessformel, die für den modernen Arbeitsmenschen ideal ist. Für sein neues Buch hat der Autor das Konzept an die besonderen Bedürfnisse und Trainingsziele von Frauen angepasst. Im Unterschied zu den Männern wünschen sie sich meist keine großen Muskeln, sondern straffe Arme, schlanke Schenkel und einen flachen Bauch. Mit Laurens Workouts lässt sich all das schnell und einfach erreichen.

riva

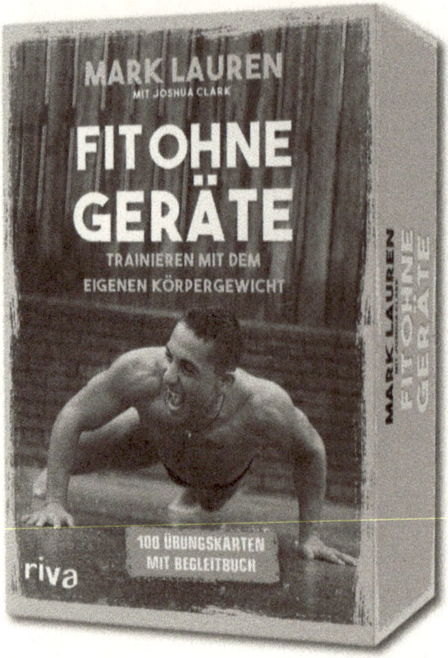
MARK LAUREN
MIT JOSHUA CLARK
FIT OHNE GERÄTE
TRAINIEREN MIT DEM EIGENEN KÖRPERGEWICHT
100 ÜBUNGSKARTEN MIT BEGLEITBUCH
riva
MARK LAUREN
FIT OHNE GERÄTE